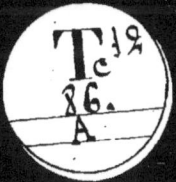

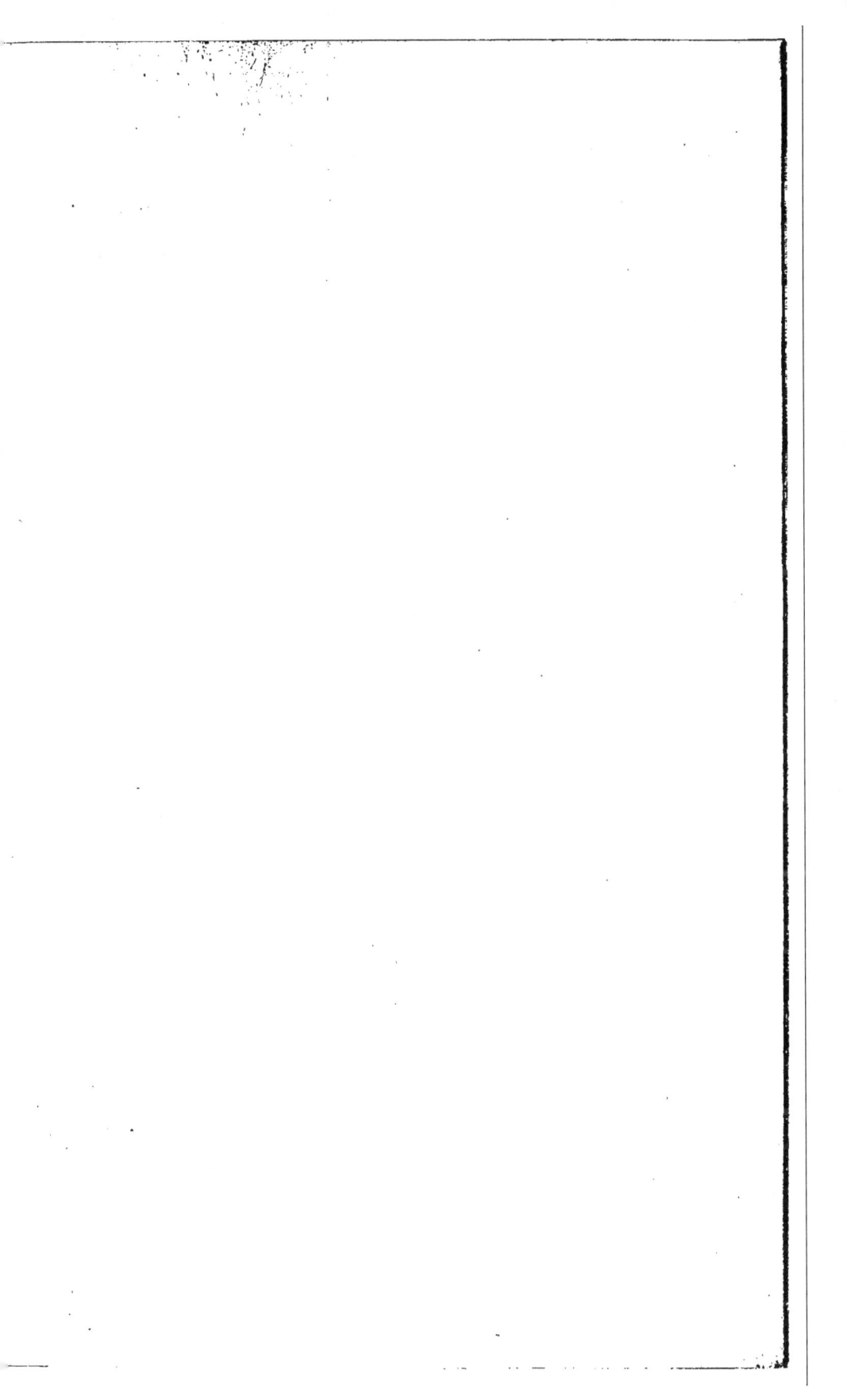

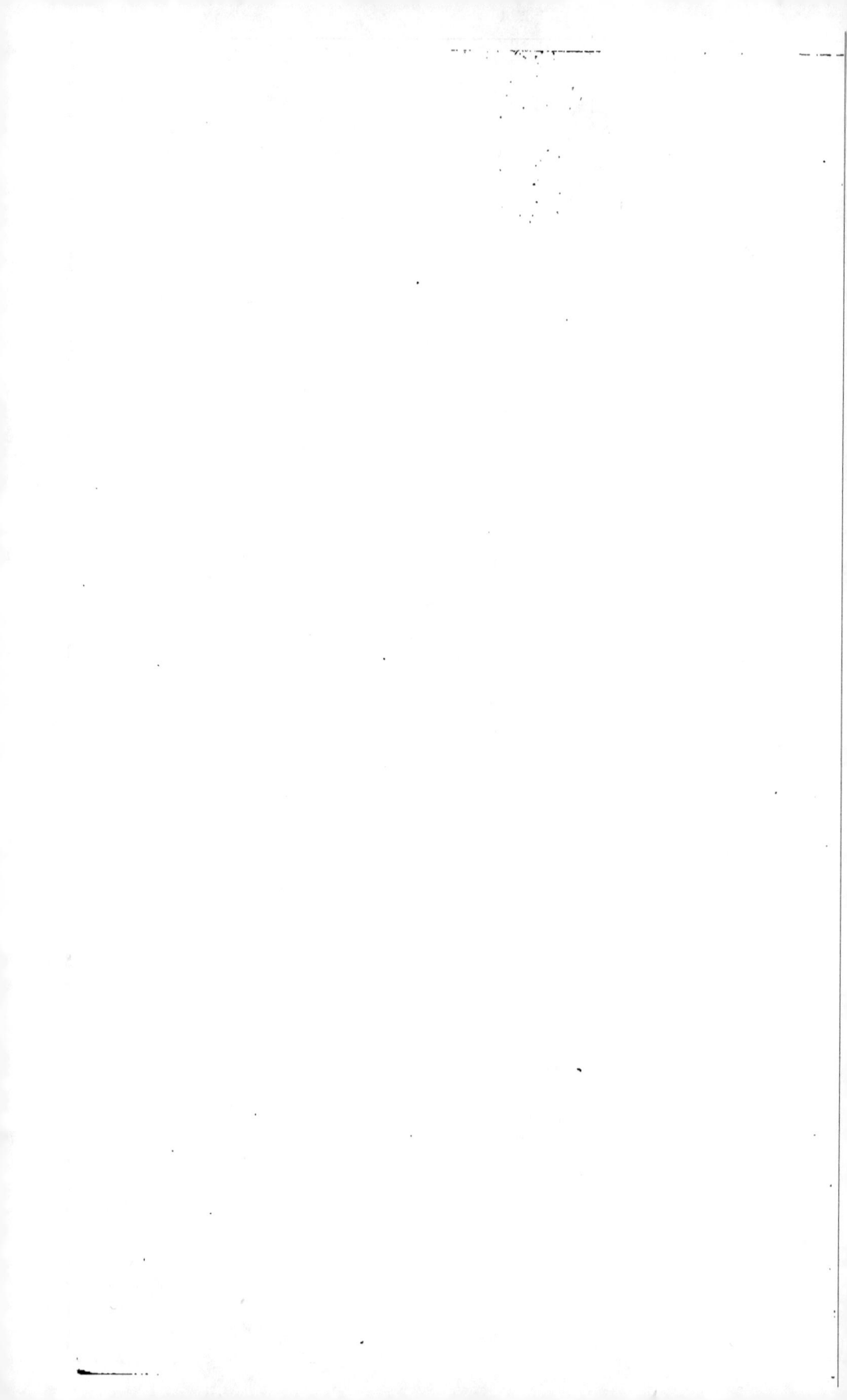

NOUVEAU

COUP D'ÉPÉE DANS L'EAU

A PROPOS D'HYGIÈNE

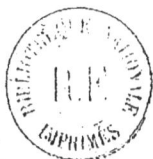

PAR

Le Professeur SIRUS-PIRONDI

ASSOCIÉ NATIONAL DE L'ACADÉMIE DE MÉDECINE

CHIRURGIEN CONSULTANT DES HOPITAUX

L'Assainissement des villes est nécessaire,
et celui du corps humain l'est plus encore.

———

(Deuxième Édition nullement corrigée et augmentée d'un Appendice)

———

Se vend : UN FRANC

Au profit de la CROIX-ROUGE FRANÇAISE, *société de secours aux malades*
et aux blessés des armées de terre et de mer.

MARSEILLE

TYPOGRAPHIE ET LITHOGRAPHIE BARLATIER ET BARTHELET
Rue Venture, 19.

—

1893

NOUVEAU

COUP D'ÉPÉE DANS L'EAU

A PROPOS D'HYGIÈNE

PAR

Le Professeur SIRUS-PIRONDI

ASSOCIÉ NATIONAL DE L'ACADÉMIE DE MÉDECINE

CHIRURGIEN CONSULTANT DES HOPITAUX

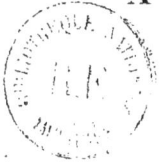

*L'Assainissement des villes est nécessaire,
et celui du corps humain l'est plus encore.*

———

(Deuxième Édition nullement corrigée et augmentée d'un Appendice)

Se vend : UN FRANC

Au profit de la CROIX-ROUGE FRANÇAISE, *société de secours aux malades
et aux blessés des armées de terre et de mer.*

MARSEILLE

TYPOGRAPHIE ET LITHOGRAPHIE BARLATIER ET BARTHELET

Rue Venture, 19.

—

1893

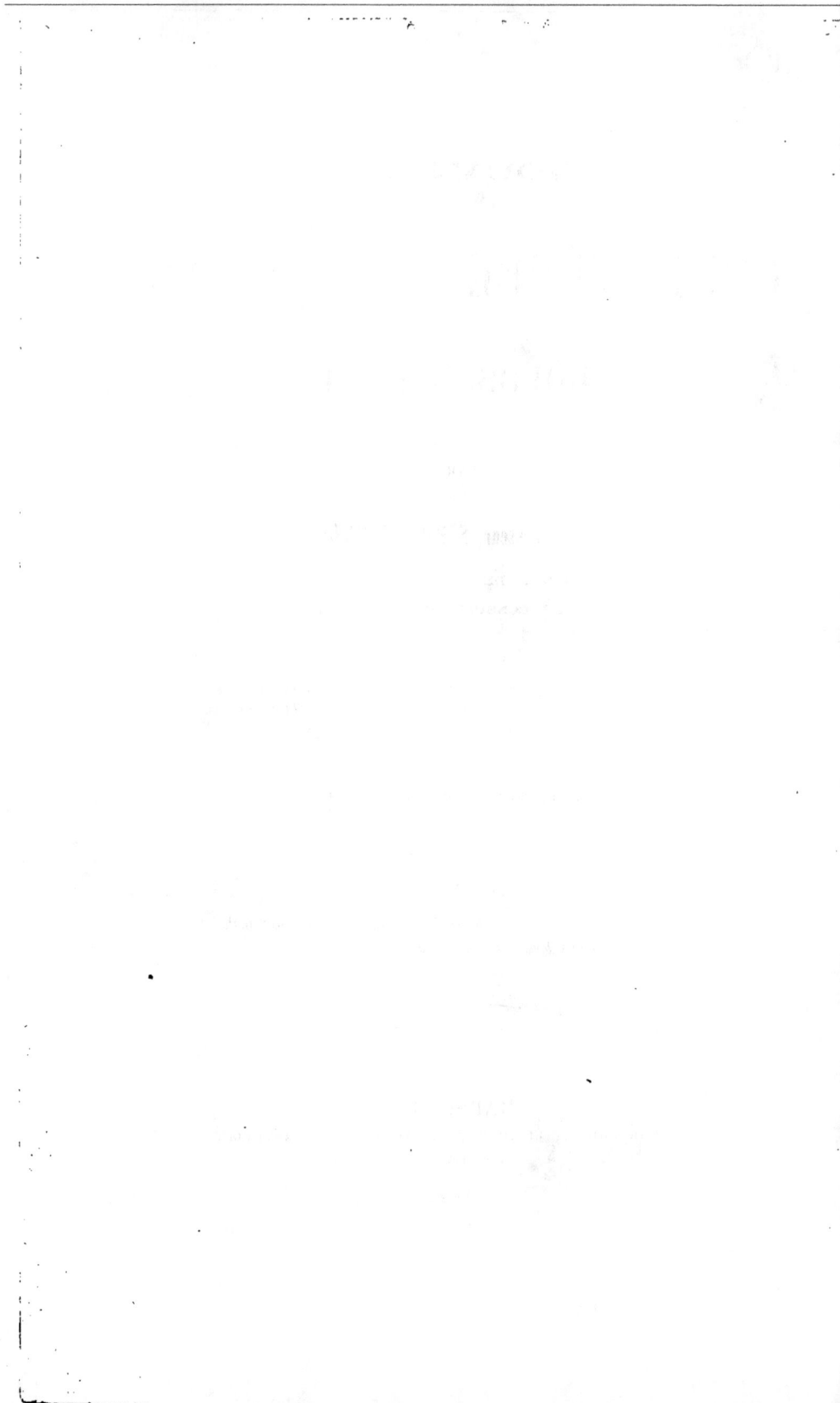

AVANT-PROPOS

Je cède à de bienveillantes sollicitations en donnant une seconde édition à •quelques pages visant à combattre de dangereuses habitudes, au nom de tout ce que l'hygiène nous enseigne de plus clair et de plus positif.

La critique la plus modérée pourra nous dire avec raison que si l'on se décide à donner un premier *coup d'épée dans l'eau,* la logique voudrait qu'on s'abstienne de recommencer, surtout si le hasard vous a fait assister au plaisant *tableau en action* offert par un brave garçon fumant tranquillement sa pipe et dégustant, coup sur coup, deux verres de cognac, pendant qu'il lisait avec lenteur et un semblant de réflexion, les quelques arguments que nous avons cru aptes à modérer, si ce n'est à supprimer — ce qui serait encore préférable — l'usage du tabac et de l'alcool, dont l'abus est si souvent inévitable.

Usage et abus !

Voilà deux mots qui servent toujours de points d'appui à ceux qui veulent s'*arranger à l'amiable* avec l'hygiène. Mais croit-on facile de reconnaître où finit l'usage modéré d'une chose et où commence l'abus ?

Par cela seul que ceux qui fument et boivent voient devant eux des fumeurs et des buveurs qui dépassent les doses auxquelles ils se limitent eux-mêmes, ils se croient parfaitement en sûreté contre les effets d'un fâcheux régime de vie, ne se doutant pas que ce qui reste *usage* pour certains tempéraments, devient *abus* pour des natures moins favorisées.

L'hygiène ne peut capituler ; il faut se soumettre à ses prescriptions ou se résigner aux sérieuses conséquences de certaines *servitudes* qu'on s'impose peu à peu, souvent sans plaisir au début, mais par genre ou par imitation, au détriment de la santé.

Un pareil dilemme est peu récréatif, j'en conviens ; mais il y a quelque chose encore de moins gai ; c'est d'être conduit fatalement à demander secours à la médecine, alors que le médecin le plus habile se sentira incapable de restaurer un organisme trop profondément atteint.

S. P.

Marseille, juillet 1893.

NOUVEAU COUP D'ÉPÉE DANS L'EAU

A PROPOS D'HYGIÈNE

Un vieux proverbe, dans ce langage qui exprime, dit·
on, la sagesse des nations, nous a appris de tout temps
qu'il n'y a pas de pire sourds que ceux qui ne veulent pas
entendre.

La nouvelle campagne que des écrivains sérieux enga-
gent, un peu partout, contre l'abus des liqueurs (1), du
tabac et d'autres choses, ne trouvera probablement pas
l'ouïe du grand public mieux disposée que par le passé à
l'appréciation de bons conseils. Mais un autre dicton nous
rappelle aussi que *gutta cavat lapidem ;* or, qui oserait affir-
mer que la répétition des mêmes arguments, présentés et
représentés sous diverses formes, ne finira pas un jour par
faire comprendre à ce bon public qu'il est grand temps
d'arrêter les déchets de l'organisme et de nous obliger
chacun en particulier et tous réunis, à coopérer, dans notre
cher pays, à la conservation du capital humain ?

I

Il résulte des diverses communications faites au Conseil
supérieur d'hygiène, et complètement confirmées dans un

(1) Voir l'intéressant article de M. Eugène Rostand, (*Journal de
Marseille* du 18 juin 1893).

rapport publié par le *Journal Officiel* (1), que la population de la France *s'accroît avec une lenteur désespérante.*

C'est ainsi que, pendant l'année 1888, l'excédent des naissances sur les décès n'a été, pour l'ensemble de la France, que de 44.772 ; et si l'on défalque de ce chiffre 11,134 naissances provenant d'étrangers résidant en France, notre excédent se réduit au chiffre de 33,638, soit à une progression à peu près insignifiante. Et, en effet, en 1800, l'excédent était de 141.875 ; en 1820, de 190,681 ; en 1840, de 143,398 ; en 1860, de 175,240 ; et en 1880, de 61,940 !

D'après notre très distingué confrère, M. le docteur Mireur, qui a refait de nos jours les calculs publiés par Moreau de Jonnès, en 1847, voici quelle serait la période nécessaire au doublement de la population pour chacun des Etats d'Europe *(2)*.

| 49 ans pour la Norvège ; |
| 53 » » l'Angleterre ; |
| 54 » » la Grèce ; |
| 58 » » la Suède ; |
| 63 » » le Danemark ; |
| 77 » » l'Allemagne ; |
| 87 » » l'Espagne ; |
| 88 » » le Portugal ; |
| 90 » » la Turquie ; |
| 99 » » la Belgique ; |
| 99 » » la Russie ; |
| 99 » » l'Italie ; |
| 115 » » la Hollande ; |
| 115 » » la Suisse ; |
| 139 » » l'Autriche - Hongrie ; |
| 230 » » la France ! |

(1) Rapport au Président du Conseil, Ministre du Commerce, de l'Industrie et des Colonies. *Journal Officiel* du 28 août 1889.
(2) Voir *Petit Marseillais* du 5 septembre 1889.

Ce n'est pas tout. Si la population ne tend pas à augmenter en France, en revanche la statistique signale un fait non moins sérieux ; c'est l'augmentation des infirmités dans une proportion énorme. C'est ainsi que depuis 1883-84 le nombre des sourds-muets serait quatre fois plus considérable que dans les époques antérieures ; de quatre fois et demie pour les aveugles ; de cinq fois pour les idiots ; et de six fois pour les aliénés !

En admettant qu'il puisse y avoir quelque exagération, voire même quelques erreurs dans le *langage* tenu par la statistique, le fait principal n'en est pas moins acquis, et doit être envisagé très sérieusement.

Comme confirmation du trop bien fondé des préoccupations fournies par ce qui précède, il convient de rappeler aussi que les Conseils de révision ont dû, depuis longtemps déjà, réduire les conditions exigées pour le service de l'armée : taille, vue, ampleur du thorax, force musculaire, et même l'état quelque peu *anormal* de la région inguinale, tout a subi forcément de notables modifications, pour pouvoir atteindre le contingent exigé par la Loi. Et nos confrères de l'armée et de la marine pourraient dire combien de fois ils ont été surpris de trouver dans les salles des hôpitaux confiées à leur direction médicale, des hommes dont la constitution générale n'offrait pas la *solidité* voulue pour les fatigues auxquelles ils sont journellement soumis.

Un troisième fait acquis, moins connu peut-être, mais qui se rattache à la question qui nous occupe et doit nous préoccuper, est le nombre toujours croissant d'individus atteints de syphilis constitutionnelle à l'état latent, dont l'existence n'est révélée que fortuitement, et qui doit fatalement avoir sur la santé des familles des conséquences regrettables.

Et voici comment je suis arrivé de mon côté, et d'une façon irrécusable, à constater ce fâcheux état de choses. Avec plusieurs de nos médecins navigants et plus particulièrement avec le regretté M. Rousselot, nous avons vu des lésions traumatiques graves, chez des matelots et chez des chauffeurs du bord, guérir très promptement ; mais, parfois des lésions en apparence legères ont résisté aux soins les plus minutieux et n'ont enfin cédé qu'à un traitement général iodo-hydrargirique. Chez les uns comme chez les autres, aucune trace de contamination récente n'avait été constatée au moment de leur admission à bord, ni contemporainement à l'accident traumatique ; mais ceux de la seconde catégorie présentaient tous, sans exception, le *chapelet cervical* ganglionnaire, induré, caractéristique, témoin irrécusable d'une contamination antérieure, passée inaperçue, ou incomplètement guérie.

Quoiqu'il en soit, nos premières observations datent de 1885. Depuis lors, nous avons soumis à un examen spécial 576 hommes adultes, appartenant tous à la classe des matelots, des chauffeurs ou des garçons d'office, et nous avons constaté l'existence de ce *chapelet* 417 fois, soit dans la proportion de 72 0/0 !

Ajoutons, enfin, aux considérations peu rassurantes qui précèdent, qu'il est aujourd'hui généralement admis que sous l'influence de l'alcoolisme habituel du père, et surtout lorsque la fécondation a eu lieu pendant l'ivresse, les enfants naissent dans des conditions peu favorables à une bonne constitution, et sont sujets à des altérations graves du système nerveux.

II

S'il est donc, désormais, avéré que la population de la France n'augmente pas dans une proportion désirable, et se trouve, sous ce rapport, distancée par toutes les autres nations européennes ; et si, d'un autre côté, il faut reconnaître avec regret qu'il y a augmentation de non-valeurs dans ce qu'il faut considérer comme le plus important des capitaux, il est du devoir de tous de chercher, en définitive, où en sont les causes principales, et il incombe à chacun de

nous d'indiquer les moyens qui lui semblent les plus aptes
à atténuer le mal, si malheureusement on ne peut en
éliminer complètement les sources.

Pour les médecins, ou si l'on veut, pour la très grande
majorité des médecins, il n'y a plus place à discussion
sérieuse : l'alcoolisme, le nicotisme et les abus vénériens,
avec leur trop fréquentes complications, voilà les sources du
mal signalé par la statistique ; et je serais tenté d'en ajouter
une quatrième : la passion du jeu qui débute chez les enfants
de la rue dès qu'ils peuvent se procurer quelques sous, et
finit dans des maisons équivoques où l'on perd ce que l'on
a et ce que l'on n'a pas, au grand détriment du système
nerveux soumis à un ébranlement général à *haute pression*,
et trop souvent sans intermittence.

Mais bornons-nous à ce qui est plus notoirement admis.

Sans doute, les arguments que nous allons faire valoir
n'ont rien de neuf; ils ont été souvent l'objet d'intéressantes
conférences d'hygiénistes de valeur, et de non moins intéressantes publications (1). Le résultat final, jusqu'à ce jour
n'est pas grand, nous devons en convenir, mais il ne faut
pas se décourager. Dans tous les temples on prêche la
même morale et à peu près dans les mêmes termes, et si
tout l'auditoire n'est pas convaincu, il n'y manque jamais
des âmes dociles qui écoutent la voix et suivent les conseils
de la raison.

III

Nicotisme. — La France consomme, dit-on, plus de
trente six millions de kilogrammes de tabac par an. Cela

(1) Parmi les conférences les plus intéressantes *sur*, si ce n'est pas
tout à fait *contre* le tabac et le tabagisme, nous sommes heureux de
pouvoir citer celle de notre distingué collègue, M. le professeur Villard,
faite à la Faculté des Sciences, le 6 mai 1893. Cette conférence, qui a eu
un succès mérité, est venue compléter fort à propos le travail très
remarquable déjà publié par M. Villard sur l'alcoolisme.

fait indubitablement rentrer dans la caisse de l'État un grand nombre de millions de francs, près de 400 ; mais on ne nous fera jamais admettre que ce qui appauvrit la santé publique puisse utilement enrichir la nation.

On répète à satiété que ce n'est pas l'usage du tabac qu'il faut supprimer, mais se contenter d'en corriger l'abus. Soit; mais tout en admettant que ce qui est abus pour M. A. puisse ne pas l'être pour M. B., je serais heureux de savoir si l'on a connu beaucoup de *nicophiles*, priseurs ou fumeurs, à même de reconnaître, et encore moins de convenir, que la quantité de tabac qu'ils fument, ou qu'ils prisent, dépasse la tolérance de leurs tempéraments ?

Il est rare, très rare, que le BESOIN de fumer ou de priser n'augmente pas d'une manière lente mais progressive, au fur et à mesure qu'on s'habitue à l'usage de ce dangereux produit. Et lorsque on voit des enfants de huit à dix ans, et même au-dessous de cet âge, qui n'ont peut être pas assez de pain chez eux, quêter quelques sous, non pas pour aller chez le boulanger, mais pour courir à un bureau de tabac (1); lorsqu'on les voit rouler dans du mauvais papier et porter à la bouche les restes d'un cigare ou d'une cigarette, ramassés dans la rue, il est permis de se demander ce que ces enfants feront plus tard... où ils pourront bien ne pas s'arrêter, et où aboutira le *goût d'imitation !* (2)

---

(1) Quand ce n'est pas pour jouer à *pile ou face* au coin d'une borne.

(2) A propos de l'esprit ou du goût d'imitation, il est fortement à craindre que notre armée rapporte de l'Indo-Chine un nouveau danger d'ivresse : celui des fumeurs d'opium.

Au dire du Dr Michaut, de Haïphong (*Bullet. de Thérapeutique, Echo médical de Toulouse*), cette nouvelle source de destruction de l'organisme s'étend d'une manière inquiétante; et il faut bien que les effets en soient graves pour que M. Michaut n'hésite pas à proposer, comme conclusion de son travail sur *Les paralysies chez les fumeurs d'opium :*

1° Établir les peines les plus sévères pour tout fonctionnaire fumant l'opium ;

2° Établir un droit d'entrée tel, que l'opium chinois se vende aussi cher au Tonkin qu'en Chine ;

3° Supprimer les fermes d'opium dans nos colonies.

Constatons, pour le moment, que les enfants, — de même que les adultes — qui fument pour la première fois, n'y trouvent aucun plaisir, et éprouvent plutôt du dégoût; mais on persiste pour *imiter les grands* et se donner un air d'importance. Pour mieux se *grandir*, ils se procureront bientôt une pipe : le *petit verre* chez le liquoriste, aura aussi son tour, et on n'attendra pas toujours l'âge de la puberté pour *aller ailleurs* et user d'autres choses, toujours par esprit d'imitation ! Mais n'anticipons pas et revenons au nicotisme.

Même à doses qu'on veut appeler raisonnables, le tabac est nuisible, soit qu'on le fume, soit qu'on le prise. Un spécialiste des plus capables et des plus consciencieux que nous ayons connus, le regretté Dr Krishaber, a démontré depuis longtemps que la plupart des affections de la gorge et du larynx sont dues à l'*abus*, n'osant pas dire à l'*usage* du tabac.

Pour nous, du reste, comme pour bien d'autres, l'abus est ici la conséquence fatale de l'usage ; la pente est inévitable.

N'avons-nous pas connu des avocats de renom, — un surtout si grandement apprécié au Tribunal de Commerce, — être réduits à renoncer au barreau ou à limiter, au grand détriment de leurs intérêts, le nombre de plaidoyers confiés à leurs expérience, leur voix ayant complètement disparu sous l'influence du cigare sans cesse allumé entre leurs lèvres ?

De tous les tabacs, celui qui contient le moins de nicotine, c'est le *Havane ;* et cependant cent parties de ce tabac sec fournissent à l'analyse chimique deux parties environ de nicotine.

Le *Maryland* en fournit		2,29,
Le *Kentucky*	»	6,09,
Le *Virginie*	»	6,87,
L'*Alsace*	»	3,21,
Le *Pas-de-Calais*	»	4,94,
L'*Ille-et-Vilaine*	»	6,29,

Le *Nord* en fournit 6,58,
Le *Lot-et-Garonne* » 7,34,
Le *Lot* » 7,96.

Ce qui donne une moyenne de 5,27 de nicotine pour cent parties de tabac sec.

Un fumeur ordinaire de pipes — et notons en passant que la pipe offre moins d'inconvénients que le cigare — consomme par jour, peu plus peu moins, un demi-paquet de tabac de 0,50 centimes, soit 20 grammes de tabac contenant 1,07 de nicotine ; un peu plus d'un gramme.

Une grande partie de cet alcaloïde passe dans la fumée, associée à une certaine proportion de bases pyridiques provenant de la destruction partielle de la nicotine par la chaleur ; et la proportion de nicotine inaltérée peut être évaluée à environ 50 0/0 de la totalité des alcaloïdes qui se trouvent dans la fumée. Enfin, une portion notable de cette nicotine est condensée dans le tuyau de la pipe ou dans le bout du cigare (1).

Cela étant, cette fumée surchargée d'alcaloïdes dangereux, ne peut traverser les muqueuses buccale, nasale et pharyngo-laryngée, sans y laisser une *traînée* qui, mêlée aux sécrétions salivaires et autres, apporte inévitablement un contingent fâcheux à la digestion, à la respiration, et finit, tôt ou tard, par porter une atteinte des plus sérieuses aux centres nerveux, se traduisant par les palpitations et les faux-pas du cœur, — autrement dit, intermittences fatigantes dans le rhythme de cet organe, — par un tremblement considérable des mains et par des accès d'angine de poitrine, désignée précisément par le nom d'angine de poitrine *tabagique*.

Qu'on nous cite un grand fumeur qui ne soit sujet à des digestions lentes, difficiles, parfois même très douloureuses ? Mais il est bien d'autres effets du nicotisme que

(1) Je dois ces renseignements techniques à mon excellent ami M. Reboul, le savant doyen de notre Faculté des Sciences.

l'on peut journellement et très facilement constater; et d'abord le *vertige* et la *perte de la mémoire*.

J'en ai en ce moment quelques exemples bien concluants sous les yeux : Un jeune officier de marine fumait habituellement de 25 à 30 et même 35 cigarettes par jour. Sa mémoire s'affaiblit progressivement et finit par lui faire complètement défaut. Il s'abtient de fumer pendant trois mois, et la mémoire lui revient. Il veut recommencer à fumer sans tenir compte des observations qu'on lui fait, et limite le nombre des cigarettes à douze ou quinze tout au plus : nouvelle absence de mémoire!

Il sera difficile à un jeune marin de renoncer au tabac ; il faudra pourtant bien que cet officier fasse le sacrifice d'une habitude contractée à l'Ecole Navale.

Un de nos honorables collègues, prisant à *prise perpétuelle*, constate chez lui d'abord un soudain affaiblissement de la mémoire, suivi bientôt de la perte de cette précieuse· faculté, qu'il possède d'ailleurs à un degré remarquable. Comprenant mieux que personne à quoi devoir attribuer pareil symptôme, qui ne pouvait se rattacher à aucun état morbide sérieux, il supprime la *prise* pendant six mois, et la mémoire revient. Il recommence à priser, mais, selon lui, avec grande modération ; nouvelle suppression de la mémoire ; abandon définitif du tabac, retour à l'état normal.

Quant au *vertige*, les observations, et des plus récentes, abondent tellement, que je n'ai que l'embarras du choix, et celle que je vais relater peut servir de type, attendu que la preuve et la contre-épreuve se présentent ici et de la façon la plus irrécusable.

Quelqu'un qui me tient d'assez près, pour faire plaisir à un très proche parent, qui avait l'habitude de fumer, *et tenait à fumer en compagnie*, se décide à *brûler* quatre ou cinq cigarettes par jour, et n'a jamais dépassé ce nombre pendant près de deux ans. Un matin il est pris de fort vertige, et ce symptôme se reproduit deux ou trois fois dans la même journée et pendant les jours suivants. Effrayé quelque peu de cet état de choses, ne pouvant pas supposer, d'ailleurs, que ces vertiges fussent le produit de l'usage du tabac en si minime quantité, la personne en question se hâte de modifier son régime alimentaire et supprime tout ce qui, dans une vie très réglée, pouvait cependant faciliter la moindre excitation.

Les vertiges persistaient et l'inquiétude naturellement augmentait, lorsqu'après une journée pendant laquelle on se trouvait heureux de n'avoir éprouvé aucun malaise, on s'assoit le soir à une table de Wist. Tout allait bien ; mais à un moment donné, un fumeur — il y en a toujours partout — s'approchant de notre joueur pour voir son jeu, lui envoie sous le nez une forte bouffée de tabac, arrivant tout juste au moment de l'inspiration. L'effet fut instantané : Joueurs, table, flambeaux, tout tourne à la ronde, et le *patient* en fut très heureux, car la cause des vertiges était toute trouvée, et le remède d'une application facile.

Depuis lors, non seulement on s'est abstenu de fumer mais on a évité la fumée des autres — ce qui devient de jour en jour plus difficile, même en pleine promenade ou sur les trottoirs d'une grande ville — et les vertiges sus-mentionnés n'ont plus reparu.

La vue et l'ouïe ne sont pas mieux épargnées par la nicotine, que la gorge, l'estomac et le cerveau.

Pour ce qui concerne l'ouïe, on n'ose pas trop contester la fâcheuse influence du tabac, car, à part même l'action de la nicotine sur le bulbe, il est aisé de comprendre que la muqueuse qui tapisse la gorge, pénétrant par la trompe d'Eustache jusqu'à l'oreille moyenne, toute irritation chronique qui s'empare de la région pharyngo-laryngée, doit fatalement envahir la caisse du tympan, pour peu que l'entrée de la trompe s'y prête.

Cette extension morbide par continuité du tissu, ne peut évidemment surprendre les médecins qui ont maintes occasions de constater des faits de ce genre ailleurs que chez les fumeurs et les priseurs. Mais il m'a été permis de convaincre de la *réalité* et de la *spécialité* du danger, trois jeunes gens travaillant dans un même bureau, et vivant neuf heures de la journée dans une atmosphère imprégnée de fumée de tabac. Menacés tous les trois, et très sérieusement, de surdité, ils ont supprimé le tabac et ils s'en sont bien trouvés. L'un d'eux, cependant, malgré l'avis de ses camarades, a voulu reprendre la cigarette, mais il n'a pas tardé à comprendre qu'il fallait définitivement y renoncer.

On admet plus difficilement que le sens de la vue puisse être compromis par l'usage du tabac. Et, cependant, des faits bien constatés et pas rares ne permettent pas d'en douter. Et que ce soit ici encore, comme pour l'ouïe, l'effet d'une action directe ou indirecte, peut importe ; le fait brutal existe et ce fait est incontestable du moment que les exemples en sont la preuve fréquemment soumise à l'observation des spécialistes et même des médecins qui ne s'adonnent pas à l'exercice de l'oculistique. Du reste, si l'on veut bien remarquer que le nombre de personne qui ont *la vue faible* — surtout chez le sexe fort — augmente dans des proportions inquiétantes, et si l'on ajoute à ce fait que, pour beaucoup de spécialistes et notamment pour M. Motais (d'Angers) (1), la myopie est héréditaire, on arrive à une conclusion peu rassurante pour ceux qui s'exposent légèrement à compromettre pour eux et même pour leurs descendants un sens si essentiel.

A la vérité, d'après les relevés statistiques de M. Motais, la myopie héréditaire serait *croisée*, par rapport au sexe, puisque le père l'a transmise 80 fois 0/0 à la fille, et la mère au fils 79 0/0. Mais cela n'enlève rien à l'influence nocive du tabac sur l'organe visuel, attendu que les femmes ne se font pas faute de priser et même de fumer !

Du reste, dans la séance du 10 août 1889 de la Société Française d'ophtalmologie, M. Despagnet (2) a signalé et démontré par des recherches microbiologiques faites en

(1) Voy. *Archives d'Ophthalmologie*.
(2) Rapport entre les maladies des yeux et les maladies du nez.

collaboration avec le docteur Saint-Hilaire, préparateur au laboratoire de physiologie de la Faculté de Médecine (Paris), il a démontré que certains larmoiements chroniques et rebelles sont dus à l'hypertrophie des cornets inférieurs, à l'instar d'anciennes kératites qui ne peuvent être attribuées à l'état *actuel* de la conjonctive. Or, personne n'ignore l'influence directe du tabac sur les fosses nasales, soit qu'on le prise, soit qu'on le fume.

Mentionnons, enfin, les tristes effets de la nicotine sur les poitrines tant soit peu délicates, et, *à fortiori*, sur celles héréditairement menacées de lésions graves. L'observation la plus vulgaire suffit à constater le fait.

Et l'on peut en dire autant pour ce qui concerne le *cancer* des lèvres et de la bouche : Est-il, oui ou non, bien plus fréquent chez les fumeurs que chez les personnes qui ne fument pas ?

Toutefois, sans insister davantage sur les effets pathologiques du tabagisme, nous croyons utiles d'engager les fumeurs à lire la nouvelle étude de psychologie : *Le nicotinisme*, du docteur Émile Laurent, ancien interne de l'infirmerie centrale des prisons de Paris. C'est un livre aussi curieux qu'instructif sous plusieurs rapports.

A tout ce qui précède on répondra probablement, comme on a déjà répondu à quiconque s'avise de rompre des lances contre la nicotine, que certains peuples du Nord ont la pipe à la bouche du matin au soir, et que cela ne les empêche pas d'être forts, vigoureux, etc. ; c'est possible, quoique je ne connaisse pas bien exactement la statistique des infirmités qui les concernent et qui ne doivent pas leur faire défaut. Mais il ne faut pas pas oublier d'après ce que nous savons de leurs habitudes, que leur pipe, à foyer considérable, — qu'on laisse éteindre fréquemment et qu'on rallume quand on en a le temps — dure parfois toute une journée ; et il faut aussi faire la part des climats, de la différence des races, et probablement de bien d'autres choses nullement négligeables. Au surplus, si l'on se donne la peine de chercher, on trouvera que le Nord pas plus que le Midi n'a à se féliciter de l'abus du tabac. C'est ainsi que M. Illinski, dans son intéressante *Hygiène populaire*, entre autres renseignements curieux fournis sur l'origine des cigarettes et leur énorme débit, constate que sur *mille* malades, il compte *neuf cents* fumeurs, ne brûlant pas moins de 20 à 25 cigarettes par jour, ce qui fait un minimum de 7300 par an! (1)

IV

Alcoolisme. — Si, à l'heure actuelle, l'abus du tabac devient de plus en plus dangereux, celui de l'alcool est tout simplement effrayant.

Au congrès international de Paris de 1889, deux questions ont principalement occupé les hommes distingués qui ont pris part à la discussion ; et il importe de constater qu'elles ont déjà, depuis nombre d'années préoccupé l'esprit des hygiénistes, dans maintes réunions :

1° Des rapports qui existent entre l'accroissement de la consommation de l'alcool et le développement de la criminalité et de la folie ;

2° Chercher par quels moyens légaux on pourrait prévenir les ravages dus à l'alcoolisme.

Les chiffres réunis par M. Yvernes (2), d'après les statistiques officielles de *chaque nation*, démontrent que la criminalité et l'aliénation suivent une marche parallèle à la consommation de l'alcool ; et plus le nombre des débits de boissons est grand plus la consommation de l'alcool, par tête d'abitant, est élevée !

A la vérité, trois membres du Congrès, MM. Cauderlier,

(1) Voy. *Journal de Saint-Pétersbourg*, 24 octobre 1889. Journal et notes complémentaires dus à l'obligeance de M. de Kartchewski, le très distingué et sympathique consul général de Russie à Marseille.

(2) Voy. *Gazette hebdomadaire de Paris*, 23 août 1889.

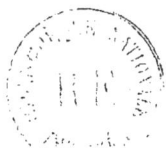

Millier et Iscovesco, ont affirmé qu'en Hollande, en Turgovie et en Moldavie, les résultats sont souvent en contradiction avec ceux indiqués par M. Yvernes. En Hollande, le nombre des cabarets a été limité, et cependant l'alcoolisme, la folie et la criminalité n'ont pas diminué. En Turgovie, beaucoup de débits et peu d'alcooliques ; tandis que dans le canton de Berne, il y a beaucoup d'alcooliques et peu de débits. Et des faits analogues sont constatés en Moldavie.

Mais en présence de ces opinions contradictoires, M. Petitbon a tout simplement fait observer qu'on ne pourra jamais prouver, qu'en diminuant le nombre des cabarets, on ne diminue pas en même temps la tentation de boire, et qu'on n'ait pas la chance de diminuer ainsi la consommation de l'alcool. Et à l'appui de l'observation de M. Petitbon je citerai ce que j'ai vu fréquemment dans une assez longue rue d'une de nos grandes villes du Midi. On y compte, sauf erreur ou omission, une cinquantaine de débits de vin et liqueurs ou petits cafés, appelés *Bars* aujourd'hui. Il m'est arrivé parfois de vouloir me rendre compte de la *sécheresse habituelle* de certains gosiers dont les propriétaires marchaient à pas lents devant moi, et j'ai souvent compté 10, 12 et jusqu'à 16 stations dans un laps de temps ne dépassant pas 3/4 d'heure. Ils ne peuvent résister à la tentation ; et la multiplicité des bars joue ici le rôle des appeaux dont on se sert pour la chasse aux grives.

Au demeurant, pour celui qui a contracté la malheureuse habitude de *s'alcooliser*, peu importe que les débits soient rapprochés ou à distance ; il saura toujours les trouver. Et il faut aussi tenir compte aujourd'hui de la multiplicité des sources d'alcoolisme fournies non pas seulement par la multiplicité des débits mais encore par la variété des consommations qui se trouvent un peu partout, inondent la ville et les faubourgs de leurs annonces, et provoquent la soif des consommateurs par leurs réclames.

Ceux qui usent, parmi ces produits plus ou moins alcoolisés, de la liqueur la plus dangereuse entre toutes, l'absin-

the, ont dû éprouver tout récemment un sentiment de joie
en apprenant par les journaux qu'une sérieuse communication faite à l'Académie de Médecine (1) par MM. Cadéac
et Albin Meunier, semblait prouver, par des expériences
bien conduites, que la toxicité de cette dangereuse boisson
n'est pas due à l'essence d'absinthe elle-même, mais à
l'*anis* et à la *badiane* qui entrent dans la composition de
cette liqueur. Au fond peu importe, sans doute, que l'intoxication *sûre et lente* dont on accuse l'absinthe soit due
à tel plutôt qu'à tel autre des ingrédients qui la compo-
sent ; mais on a bien vite innocenté l'anis et la badiane de
la triste réputation qui leur avait été faite par MM. Cadéac
et Albin Meunier. Et, en effet, devant la même Académie
de Médecine (2), M. Laborde, le savant physiologiste,
chargé de faire en son nom et au nom de M. A. Ollivier,
un rapport sur l'importante communication de MM. Cadéac et Al. Meunier, a mis en pleine lumière d'abord les
causes d'erreurs commises par ces deux expérimenta-
teurs, et il a prouvé ensuite, par une double expérience
faite séance tenante, que la toxicité de l'absinthe était exclusivement due à l'essence même de cette plante et nullement aux essences d'anis, de badiane ou autres. C'est
ainsi qu'un cobaye qui avait reçu un gramme d'essence
d'anis sous la peau n'a pas présenté le moindre trouble
physiologique, tandis que le cobaye chez qui on a injecté
la même dose d'essence d'absinthe n'a pas tardé à succom-
ber, après plusieurs attaques épileptiformes.

Et ajoutons, à ce sujet, qu'il serait à désirer que la
décisive expérience faite par M. Laborde eût le plus de
retentissement possible pour ralentir le goût effréné des
amateurs d'absinthe. Et voici une nouvelle preuve à
l'appui de ce goût effréné : un des principaux rédacteurs
de la *Gazette Hebdomadaire de Médecine et de Chirurgie*
(Paris) en se rendant à l'Académie, a eu, lui aussi, la

(1) Séance du 10 septembre 1889.
(2) Séance du 1ᵉʳ octobre.

curiosité de compter le nombre de consommateurs attablés devant les 17 cafés établis sur sa route; et il a trouvé 227 buveurs, dont 183 s'adonnaient exclusivement à l'absinthe ! (1).

En résumé, on boit beaucoup, on boit généralement trop.

Cela se chiffre, aujourd'hui, en France, par plus d'un milliard et six cent millions de francs d'alcool par an.

Cette dangereuse consommation aurait donc quadruplé dans notre pays, d'après les calculs de MM. Lardier et Dujardin-Beaumetz, s'élevant ainsi de un litre 46 à quatre litres 10 par habitant; et qu'on veuille bien songer sérieusement à quels chiffres doivent monter, pour les buveurs, les 4 lit. 10 si l'on élimine du nombre total des habitants, ceux qui n'usent pas de vin ni n'autres boissons alcooliques, ou en usent très modérément !

Chose à noter en passant : parmi 1880 alcooliques incarcérés à New-York, on a trouvé un nombre insignifiant d'Israélites, ce qui s'explique probablement par leurs habitudes de travail et d'économie.

L'alcool, base fondamentale de toutes les boissons de *haut goût*, n'étant pas toujours purifié mais plus souvent adultéré, engendre des produits qui sont de vrais poisons que *l'hygiène condamne et réprouve*, et que M. Laborde considère, avec raison, comme des fléaux de la santé publique et du développement de l'espèce ; *ennemis*, dit-il, *auxquels il ne faut point se lasser de faire la guerre.*

Nous pouvons admettre, si l'on veut, que les classes douées d'une certaine éducation, et retenues par quelque décorum et respect de soi-même, savent s'arrêter à temps et ne dépassent que bien rarement les limites de la sobriété. Il ne saurait en être de même pour ceux qui vivent dans des conditions plus que modestes, dont l'éducation a été pour le moins négligée, et qui, privés d'autres satisfactions, en trouvent une très grande à satisfaire

(1) Numéro du 13 septembre 1889.

jusqu'à la perte de la raison, une soif trop souvent excitée par l'abus du tabac, et plus particulièrement entretenue par l'usage immodéré des pipes privées pour ainsi dire de tuyau.

Cependant, qui a bu boira, et c'est bien à tort que le vulgaire croit à l'*action très tonifiante* du vin et des liqueurs, car le résultat final est souvent opposé à celui qu'on attend. A conditions égales, l'eau est le meilleur des digestifs ; et, en général, les buveurs d'eau ont meilleur appétit, mangent davantage et sont plus promptement disposés à un nouveau repas que les personnes qui usent du vin. Quant à ceux qui en abusent, il est surabondamment prouvé que l'estomac s'affaiblit, se fatigue, et repousse presque les aliments, résultat déjà préparé par la nicotine. Car, nous ne cesserons de le répéter, qui fume beaucoup boit beaucoup et vice-versa ; de sorte que la fin finale d'un pareil régime est d'augmenter, chez tous ceux qui en usent, les troubles de la nutrition, et de répandre chez tous, et *chez leurs descendants*, l'arthritisme, le diabète, les névralgies rebelles et toutes les manifestations rhumatismales. Je ne conteste pas les exceptions, pas plus que les cas où l'usage du vin et des liqueurs, même à fortes doses, remplit une indication médicale. Et voilà précisément la très grande différence qui existe entre la nicotine et l'alcool. Le vin peut, dans quelques cas, venir en aide à la thérapeutique, tandis que les essais entrepris avec le tabac ont toujours abouti à de fâcheux résultats. Mais les exceptions sont communes à beaucoup de faits généralement admis et n'infirment en rien la valeur de la règle. La variole est une des maladies dont la transmission est la règle pour ceux surtout qui n'ont pas été vaccinés ; il est cependant des non-vaccinés qui témoignent d'une immunité complète, tout en vivant au milieu des varioleux !

Ce n'est pas tout encore. Celui qui abuse de la boisson pourra éviter la folie et la criminalité, mais il échappera difficilement à l'ivresse, au moins intermittente si elle n'est pas quotidienne. Or, l'ivresse ne trouble pas uniquement la raison, elle porte atteinte à tout l'organisme, diminue considérablement la résistance au travail, aux fatigues, aux intempéries, et altère si fâcheusement les fonctions les plus vitales et les plus nécessaires à la propagation de l'espèce, que la fécondation devient de plus en plus difficile, et donne la vie, nous l'avons déjà dit, à des êtres voués d'avance à une existence des plus misérables.

V

Abus vénériens et syphilisme. — Voilà encore deux agents, je devrais dire deux ennemis, qui, sans relâche, portent atteinte à la santé publique et, par conséquent, à la plus-value humaine.

L'usage immodéré d'une chose — ce qui constitue l'abus — n'est pas précisément un défaut absolu, mais relatif. Il est incontestable que telle personne arrivée à un âge très avancé peut encore conserver mieux que *les restes* d'un tempérament exceptionnel et obéir, sans danger, à des exigences d'un organisme qui n'a pas assez vieilli ; et nous pourrions en citer des exemples vraiment remarquables. Mais cette rare exception ne se manifeste et ne se constate qu'avec les progrès de l'âge, et ne vieillit pas qui veut. Or, dans l'état actuel de notre civilisation, ou plutôt dans cet état d'indépendance excessive et universelle où chacun se permet de vivre à sa guise et d'user de cette liberté avant même d'avoir atteint l'âge de la raison, il arrive que des enfants de 12 à 14 ans au plus, fument, boivent la goutte, et savent déjà que certains organes ne sont pas uniquement destinés à nous débarrasser des résidus liquides de l'alimentation. Si la connaissance du fait n'est d'abord que théorique, ils ne tardent pas à devenir praticiens, et, en pareil cas, l'usage quelque modéré qu'il soit devient un abus des plus funestes. Le calme arrive quand la nature commence à s'épuiser ; si l'on contracte mariage, on est porté à des *changements de lits* pour aiguiser un sens affaibli, d'où entorse à la morale et à bien d'autres choses ; et heureux encore si l'on évite d'apporter au domicile et de léguer aux enfants un stigmate ineffaçable !

Et que les *irréguliers* — qu'on me passe le mot — ne comptent pas trop, pour le moment, sur ce *ravitaillement des forces* promis par les curieux essais d'un savant de premier ordre, M. Brown-Séquard, qui aurait eu, dit-on, un prédécesseur de très ancienne date, remontant au XVIIᵉ siècle.

Et, en effet, on attribue à un ancien médecin italien, Jules-César Baricelli, un livre assez original publié à Gênes en 1620, dans lequel l'auteur propose une recette fort singulière pour combattre la stérilité par suite de faiblesse virile, et s'exprime en ces termes (1) : « magna est uxoratis « inquietudo, et animi perturbatio prole sterilesque exis- « tere ; propterea, ut tanto infortunio liberentur prolemque « habeant, per aliquot dies jejuno stomacho vir et uxor « cum jure galli veteris testiculorum apri sterilesque « umbra exsiccatorum pulverem capiant ; profecto brevi « tempore optatum adipiscentur, ut in multis sterilibus ex « quacumque causa non semel expertum est. »

Si le texte est exact, ce serait le cas de répéter « nil novi sub sole ».

Quoiqu'il en soit, mon distingué collègue le professeur Villeneuve, toujours jaloux d'initier ses élèves à tous les progrès, et surtout de soumettre toutes les idées sérieuse- ment émises au creuset de l'expérience clinique, a entrepris quelques essais à notre Hôtel-Dieu, et si les conclusions auxquelles il est arrivé ne répondent pas complètement à ce qu'on espérait, toujours est-il que sur onze malades soumis aux injections sous-cutanées par la méthode

(1) Voyez *Journal des Connaissances médicales*, publié sous la direction du professeur Cornil, 15 août 1889, n. 33.

Brown-Séquard on a relevé sept insuccès, mais quatre faits positifs où ces injections ont déterminé le réveil de l'énergie organique et le rajeunissement des facultés cérébrales (1) M. Villeneuve s'est peu préoccupé, comme de raison. de la réhabilitation organique relative aux fonctions génitales. Il fait observer que ce côté de la question doit être abandonné au public extra-scientifique et ne peut solliciter l'attention et les recherches d'un médecin digne de ce nom.

C'est là, du reste, une question bien sérieuse, dont l'étude appartient plus particulièrement aux physiologistes. Il est pourtant juste de constater que depuis la première publication de ces pages, la méthode séquardienne a fait beaucoup de chemin, et tout dernièrement encore un membre de l'Académie de Médecine, M. Constantin Paul, médecin des hôpitaux, a apporté à cette méthode un appoint notable.

Mais revenons à l'hygiène. Jusqu'ici, nous n'avons eu en vue que l'abus de l'acte sexuel traînant après lui une déperdition progressive des forces et l'arrêt d'un développement viril complet. Malheureusement, il est des conséquences bien autrement graves et d'autant plus dangereuses que le *pécheur* plus il est jeune moins il ose avouer son *péché* en temps opportun pour y porter remède. Et c'est ainsi qu'en se livrant sans défense ni expérience aucune à des excès prématurés, peu en rapport avec l'âge et la vigueur déjà acquise, non seulement on compromet la solidité de l'organisme qu'on peut avoir eu la chance de recevoir en naissant, mais on s'expose à un empoisonnement général qui ne se borne pas à miner la santé du coupable, mais s'attaque à celle des conjoints et plus encore à celle des descendants!

Parlant de ce triste héritage, dans ses LEÇONS SUR L'HÉ-RÉDITÉ SYPHILITIQUE (2), M. le professeur Fournier, avec sa précision ordinaire et sa haute compétence; donne d'abord

---

(1) Lire l'intéressant article publié par le *Marseille-Médical*, n° 8, 1889, page 458.
(2) *Echo Médical de Toulouse*, 10 août 1889, n. 32 et suivants.

la définition exacte de l'hérédité en pareil cas : c'est *l'apport*, dit-il, *fait au germe des qualités propres aux deux cellules génératrices — spermatozoïde et ovule — au moment où, de la conjonction de ces deux éléments, résulte l'acte mystérieux de la fécondation.* Elle dérive donc d'une syphilis des ascendants, infectés antérieurement à l'époque de la procréation, infection primitive qui a pu être *oubliée* si ce n'est *méconnue*. Du reste, méconnue ou oubliée, les conséquences n'en sont pas moins déplorables pour les enfants qui naissent, et ces conséquences sont rangées par M. Fournier sous cinq chefs principaux : 1° Accidents syphilitiques proprement dits ; 2° Cachexie fatale aboutissant à l'inaptitude à la vie ; 3° Troubles dystrophiques généraux ou partiels ; 4° Malformations congénitales ; 5° Prédispositions morbides. — Somme toute, autant de circonstances aptes à porter la plus sérieuse atteinte au patrimoine humain, puisqu'elles aboutissent à la longue et à leur tour, à la *diminution* du nombre et de la *vigueur* de la population.

On objecte à la vérité que ce double résultat, si regrettable, est la conséquence fatale de l'émigration des campagnes vers les villes et les grands centres manufacturiers et qu'il faut tenir compte aussi de la *restriction malthusienne*. Mais tout cela ne suffit pas pour expliquer la notable diminution des gens valides, et l'augmentation non moins notable des valétudinaires.

Il ne faut pas hésiter à voir les choses de plus haut, et à réfléchir sérieusement sur l'influence incontestable des fâcheuses habitudes progressivement contractées, et dont l'ensemble menace l'avenir de notre pays.

Le nicotisme, l'alcoolisme et l'abus des plaisirs sexuels à tout âge et surtout avant le complet développement de notre organisme, voilà les sources du mal que le docteur Mireur signalait tout dernièrement encore dans le journal de la localité déjà cité.

Mais si connues et admises que soient les causes du mal, est-il possible, sera-t-il facile d'y remédier ?

VI

En médecine c'est déjà beaucoup de parvenir à une étiologie certaine, mais le médecin n'a pas toujours à sa disposition — cela n'est que trop vrai — le remède efficace, radical, que le cas exige. Cependant, à défaut d'une guérison prompte et complète, on ne renonce jamais à une amélioration qui peut graduellement augmenter les chances de la guérison définitive.

A.— Vu l'engouement universel pour le tabac, il sera difficile de trouver un remède efficace, apte sinon à empêcher complètement du moins à diminuer les dangers du nicotisme. A toutes les bonnes raisons qu'on peut donner contre l'usage du tabac, le fumeur endurci répond qu'il n'y peut renoncer sans compromettre sa santé, et soutiendra avec assurance que la digestion surtout est impossible chez lui si la consommation d'un cigare ou d'une pipe n'est pas le complément d'un dîner. A quoi l'on réplique sans plus de succès qu'à la fin du xvi° siècle, époque à laquelle Nicot a introduit en France la malheureuse plante, les estomacs ne refusaient pas de digérer des repas pantagruéliques, et se trouvaient bien plus rarement qu'aujourd'hui sujets à solliciter le concours de la pepsine ou de la papaïne, pour fournir à l'organisme un élément bien digéré.

Il est, et il sera peut-être pour longtemps encore, bien difficile d'obtenir des adultes la renonciation au tabac ; mais pourquoi ne serait-il pas permis d'en prohiber l'usage aux enfants mineurs, ainsi que cela a été proposé dans un congrès spécial, tenu à Paris sous la présidence de M. Dujardin-Beaumetz, membre de l'Académie de Médecine ? En présence de l'action funeste que le tabac exerce sur la croissance, une loi de prohibition pourrait être votée sans

prêter à rire ; tout au plus, pourrait-on l'accuser d'être
inapplicable. Comment empêcher un père de famille — à
jugement faux et à esprit inculte — de faciliter à son fils
la satisfaction d'user du tabac, quand ce ne serait que
pour se procurer le plaisir de *transgresser à la loi !* Et s'il
est des pères de famille qui ne *facilitent* pas, un plus grand
nombre *tolèrent* le cigare ou la cigarette, malgré l'opposition d'une mère raisonnable.

Pendant longtemps, et aujourd'hui encore, quoique rarement, nombre de parents se sont opposés à la vaccination
de leurs enfants, et il a fallu que l'autorité imposât
l'obligation du certificat de vaccin, faute de quoi, refus
d'accepter les non vaccinés dans tout établissement public
d'enseignement, de travail ou d'industries privées, em-
ployant un nombreux personnel et surtout des enfants qui
n'ont pas atteint leur 15e ou 16e année.

Pourquoi n'exigerait-on pas des chefs de famille une
déclaration affirmant qu'ils n'ont pas permis à leurs enfants
l'usage du tabac ?

Et serait-il donc si difficile d'*imposer* aux chefs de tous
les établissements destinés à l'instruction publique, l'obligation de surveiller avec plus de soin et de sévérité la dangereuse habitude de fumer, contractée souvent à l'école ?

On a partout mission de surveiller la lecture des mauvais
livres ; serait-il donc moins utile de veiller sur la santé
physique que sur la santé morale ? Et qu'on veuille bien
noter que la contrebande des livres est plus facile que celle
du tabac qui laisse toujours des traces qu'on ne parvient
pas aisément à supprimer.

Quant aux débits de tabac, qui dépendent tous de l'Administration et sont directement sous sa coupe, du jour où
on leur interdira d'une manière absolue de livrer leur
marchandise à des clients trop jeunes, ils éviteront avec
soin les procès-verbaux et leurs conséquences, s'il y a
récidive.

Mais, dira-t-on encore, comment empêcher les enfants
qui ramassent des bouts de cigare n'importe où, et se pro-

curent du mauvais tabac dans tous les coins de la ville et des faubourgs, comment les empêcher de le porter à la bouche, roulé dans un papier quelconque ?

Cette objection est peut être la plus facile à combattre. Si des gamins pour s'*amuser* répandent, je suppose, des allumettes enflammées au milieu de la voie publique au risque de mettre le feu aux vêtements légers des personnes qui passent ; si d'autres grimpent sur des hauteurs considérables, au risque, en tombant, de se casser le cou, les gardiens de la paix ont le devoir de ne pas tolérer des amusements dangereux pour ceux qui s'y livrent et pour les autres ; pourquoi donc, s'abstenant eux-mêmes de donner un mauvais exemple lorsqu'ils sont en service de surveillance, n'obligeraient-ils pas ces enfants à se priver d'un fumage qui, selon l'expression dont se servait l'illustre Dupuytren, *les empoisonne eux-mêmes tout en empestant les autres ?*

Des hommes, très doux cependant de caractère, convaincus comme moi du danger qu'il y a à laisser les enfants s'*exercer au cigare si ce n'est à la pipe* — dès leurs premiers mois de collège ou d'externat quelconque — n'hésitent pas à se livrer à une manœuvre peu aimable quoique très délicatement exécutée, dès qu'ils rencontrent, dans un quartier peu couru, un de ces petits personnages imberbes avec un bout de cigare ou de cigarette à la bouche et le chapeau ou la casquette sur l'oreille. Ce qu'ils font officieusement pour amour de l'hygiène, on devrait se le permettre officiellement et par mesure d'utilité publique : *enlèvement instantané du corps du délit.*

Ce serait là, — convenons-en, — une mesure, brusque, peu aimable, un peu violente même, pouvant occasionner quelques désagréments à ceux qui la mettrait en pratique, mais fort heureusement bien éloignée des décrets attribués, à tort ou à raison, au Tzar Alexis Mikhaïlovich et au sultan Mourad IV. Le premier voulait qu'on coupât le nez aux fumeurs récidivistes, et le second ordonnait tout bonnement qu'ils fussent empalés ! Ajoutons, pour rendre hommage à

la vérité, que maintenant on ne fume nulle part plus qu'en
Russie et en Turquie ! La violence a peu de chances là où
la persuasion échoue.

B. — Pourra-t-on parvenir à *endiguer l'alcoolisme* dont
les ravages augmentent journellement ?

Et dans ce but quelles mesures faudrait-il soumettre à
l'adoption des pouvoirs publics ?

Voici quels sont les principaux vœux émis au Congrès des
hygiénistes déjà cité :

1° Restreindre le nombre des cabarets et débits de vins
et liqueurs de toutes sortes ;

2° Autoriser l'internement d'office dans des établissements spéciaux, des individus dont l'ivresse ou l'alcoolisme
chronique est un danger pour eux-mêmes, pour la famille
et pour la société.

La première proposition a trouvé, nous l'avons déjà dit,
quelques opposants, basant leur opposition sur ce singu-
lier argument que le nombre des débits augmente *en proportion du nombre toujours croissant des buveurs !*

A mon tour, j'opposerai à cet argument le fait déjà cité
de mes individus s'arrêtant seize et dix-huit fois sur le
parcours d'une rue où l'on compte un nombre considérable de débits, très rapprochés les uns des autres. Il nous
paraît incontestable que s'il y avait eu moins de débits
offrant au passant moins d'appels à la consommation, il y
aurait eu moins de stations devant le comptoir. L'occasion
fait... le buveur, de même qu'elle réveille la passion du jeu
et bien d'autres encore.

A la seconde proposition on a objecté qu'on ne peut
porter atteinte à la liberté individuelle, chacun ayant le
droit — à sa majorité — de disposer de ses forces et de sa
santé comme bon lui semble, car, *en fait* a-t-on ajouté,
on ne nuit qu'à soi-même. Ce qui n'est nullement exact
dans le cas présent, car des actes délictueux commis par
des individus en état d'ivresse se succèdent malheureusement par intervalles pas trop rares.

Et l'on peut, en faveur de l'ensemble de cette seconde

proposition, invoquer un exemple se rattachant à un autre ordre d'idées, mais aboutissant, en définitive, au même but.

Un père de famille, ayant acquis, par son intelligence et par son travail, une honorable position, est pris tout à coup d'un état nerveux, d'une débilité d'esprit, ou d'une surexcitation morale qui le portent à jeter son argent par la fenêtre, en débauches ou en spéculations insensées. On le fait interdire ou on lui donne un Conseil judiciaire. N'est-ce pas attenter à sa liberté ?

Et pourquoi, en pareil cas, hésite-t-on si peu à avoir recours à des moyens répressifs? C'est que les intérêts sacrés de la famille l'exigent, et qu'il faut empêcher le *malade* lui-même de tomber dans la misère. Or, mettre toutes les entraves que l'on pourra à l'alcoolisme c'est sauvegarder l'intérêt des familles, celui des travailleurs eux-mêmes, qui ont besoin de se bien porter pour gagner de quoi vivre; c'est enfin travailler utilement à l'entretien, à l'amélioration et à l'augmentation du capital humain, argument qui nous revient souvent sous la plume.

Toutefois prévenir vaut encore mieux que réprimer. Et, à notre avis, tout en diminuant le nombre des débits, il y a quelque chose d'utile à faire avant de laisser arriver les alcooliques à l'extrême mesure de l'internement.

Il existe quelque part un règlement de police qui veut que tout cabaretier refuse de donner à boire à des personnes qui ont déjà *assez bu*. Cette sage mesure est constamment éludée et l'ivresse est déjà trop avancée quand le débitant se décide à fermer la porte aux pratiques. On peut journellement constater le fait.

Cela étant, il semble permis de demander à qui de droit, si l'on ne pourrait pas faire respecter les règlements administratifs et, à l'aide d'une inspection sérieuse, dresser des procès verbaux et soumettre à une amende assez forte tout cabaretier ou débitant de liqueurs qui continuera à servir des boissons à des consommateurs ayant déjà absorbé une suffisante quantité d'alcool pour leur communiquer la

première excitation qui précède l'ivresse? Et si l'amende
ne suffit pas, l'autorité doit, ce nous semble, avoir le droit
de faire fermer le débit, au moins temporairement.

Tout dernièrement, aux Etats-Unis, un homme sortant
ivre-mort d'un cabaret tombe et se tue. La famille a attaqué
le cabaretier, qui a dû lui payer des dommages-intérêts
considérables. Bien jugé ; et, bon exemple à suivre. Et qu'on
ne dise pas que si les buveurs trouvent les débits fermés,
« rien ne peut les empêcher de se livrer chez eux à leurs
excès habituels; » ils rencontrent parfois à leur domicile
une salutaire surveillance qui fait complètement défaut au
cabaret.

Encore une fois, la justice veut sans doute que chacun
jouisse d'une indépendance et d'une liberté complètes —
qu'on puisse aller même... au cabaret, ainsi le veut la
liberté — mais à condition qu'on respectera les lois de son
pays, qu'on ne portera aucune atteinte aux droits et à la
tranquillité d'autrui et qu'on évitera, faudrait-il ajouter, de
compromettre la vitalité d'un peuple, au lieu d'accroître sa
vigueur.

C. — *Abus vénériens et syphilisme.* — Ce sujet prête
peut-être à des considérations plus sérieuses encore que le
nicotisme et l'alcoolisme. En définitive, l'abus du tabac et de
l'alcool porte surtout et plus particulièrement atteinte à l'in
dividu qui s'y livre, abstraction faite des conséquences regrettables de la fécondation pendant l'ivresse. Il n'en est plus
de même lorsqu'il s'agit des abus vénériens et de la syphilis
qui en est trop souvent la complication.

Constatons d'abord un fait regrettable entre tous et que
nous avons déjà mentionné indirectement : Il est rare
actuellement qu'un enfant atteigne l'âge de 16 ans sans
avoir acquis, par expérience, toutes les données relatives
à la copulation.

La raison n'ayant pas, à cette époque de la vie, le calme
et le développement nécessaire pour résister à des désirs
factices ou provoqués ; les mœurs et habitudes générales

ayant, d'ailleurs, subi, nous le répétons encore, un relâ-
chement qui se manifeste un peu partout, il s'ensuit que
l'adolescent atteint l'âge de 25 ans plus ou moins épuisé,
dégoûté de tout. Il a parfois — comme l'a dit quelque part
Alfred de Musset — le mois de mai sur les joues et le mois
de janvier dans le cœur ; il est peu enclin à une alliance
légitime, et en tout cas avec la perspective d'avoir une progéniture maladive, s'il n'en est pas complètement privé
par suite de lésions locales acquises est incurables. La
stérilité n'est pas l'*apanage* exclusif de la femme.

Mais, il y a pire encore. On n'a pas toujours la chance de
puiser les plaisirs à des sources propres et saines. Par
crainte de reproches, si l'on est trop jeune, par timidité ou
par fausse honte, si l'on est plus âgé, parfois aussi faute de
trouver le temps de se soigner, on cache le mal, ou on le
néglige, ou on le soigne incomplètement ; le poison reste
dans le sang et peut se faire sentir jusqu'à *la troisième
génération !* Le professeur Fournier cite, à ce sujet, des
faits graves. Heureusement ils sont rares ; mais ce qui est
trop fréquent, c'est l'influence désastreuse et directe des
parents syphilitiques sur la vie et la santé de leurs enfants.
M. Fournier a dépouillé, à cet effet, 500 observations relatives aux cas les plus divers, tels qu'ils se présentent dans
la pratique. De ces 500 ménages sont issues 1127 gros-
sesses, qui se sont terminées heureusement 600 fois, et
malheureusement 527, à savoir, 475 fois par avortement ou
mort rapide : ce qui donne une mortalité de 42 pour cent !

Et qu'on ne croit pas que pour contaminer l'enfant, il
faille que la syphilis des génitaux soit en action et non pas
en puissance au moment de la fécondation. La latence de
la syphilis au moment de la fécondation offre peut-être
moins de danger lorsque les génitaux, homme, femme, ou
tous les deux, sont sous le coup d'accidents syphilitiques ;
mais le danger héréditaire existe tout de même ; et si
l'enfant ne naît pas avec les stigmates de la syphilis, il

pourra présenter des troubles dystrophiques, des malformations congénitales, ou cette dyscrasie, qui se traduit plus tard par des convulsions, par une méningite, par le rachitisme, et toutes les manifestations en un mot de la scrofulo-tuberculose (1).

Nous avons dit plus haut que sur 576 hommes de mer, matelots ou chauffeurs, nous avons constaté 417 fois le chapelet cervical, soit, l'indice d'une intoxication syphilitique antérieure, existant à l'état latent. Quel fond est-il donc permis de faire sur le nombre et la santé de leur progéniture, s'ils en ont déjà, ou s'ils doivent en avoir ?

Evidemment, ces braves gens n'ont eu ni les moyens, ni le temps de se soigner. Et qu'il me soit permis d'insister plus particulièrement sur ce *manque de moyens* en citant quelques mots d'un rapport que j'adressai à l'administration de nos hôpitaux en 1871 : « Dans les grandes villes et
« plus particulièrement dans les ports de mer, là où les
« marins de tous pays abordent et où une nombreuse
« population flottante peut toujours se soustraire aux
« règlements de la police sanitaire, on ne saurait s'impo-
« ser trop de sacrifices pour la destruction d'une lèpre
« dont on ne peut calculer assez minutieusement les innom-
« brables méfaits.

« Il faut faciliter dans de larges proportions le *traite-*
« *ment gratuit* de cette catégorie de malades, soit à
« domicile soit dans les hôpitaux. Il faut que toute per-
« sonne, homme ou femme, atteinte d'un symptôme *sus-*
« *pect*, puisse avoir la possibilité de recevoir immédiate-
« ment un avis utile, et *gratuitement* — s'il le faut — tous
« les soins nécessaires. »

Quant au *temps* nécessaire à la guérison, il sera toujours difficile, de faire comprendre et admettre, aussi bien par les gens privés d'une certaine instruction que par les autres, combien il est difficile de le préciser d'avance, et encore

(1) Professeur Fournier ; loc. cit.

moins d'avoir la certitude que malgré un long traitement on sera à l'abri d'une récidive !

Inutile d'insister davantage sur cette troisième cause d'affaiblissement du capita-lhumain.

Comment y remédier ? Jadis, il faut bien l'avouer, certaines passions dangereuses de la jeunesse trouvaient un frein salutaire dans le sentiment religieux — hôte habituel du foyer — et dans le respect et la soumission acquis au chef de famille. Le respect existe encore, mais on ne saurait en dire de même de la soumission et du sentiment religieux.

Dans un de mes voyages, j'ai rencontré deux pères de famille qui, pour mettre leurs fils à l'abri de certains dangers de contamination, avaient eu la singulière idée de les conduire dans un service spécial d'hôpital, et de leur montrer des exemples peu encourageants ! Le moyen est par trop réaliste, j'en conviens, mais je le cite pour ce qu'il vaut.

La surveillance la plus active, la plus sévère, empêchera difficilement que la jeunesse se livre trop tôt et trop souvent à des abus dangereux pour la santé et contraires à toute chance de longévité.

Les conseils des hygiénistes sont hélas ! des prédications dans le désert, et, aux bons avis que, malgré tout, ils insistent souvent à donner, on leur répond en citant, non sans malice, des exemples où fumeurs, buveurs et *irréguliers*, ont vécu de longues années, malgré leurs excès. Mais sait-on toujours par quelles circonstances atténuantes, ils ont acquis cette immunité ? Que l'on veuille seulement tenir compte de ceci : la conservation de la vigueur virile est la conséquence des épargnes faites jusqu'à l'âge de 30 ans. Il m'a été permis de recueillir, à cet égard, des faits aussi curieux que probants.

Là où l'hygiène aura peut-être plus de chance d'un succès relatif, c'est dans la surveillance plus rigoureuse de toutes les sources de contamination, en les poursuivant sans merci, par tous les moyens que les règlements administratifs permettent d'employer, et en modifiant avec fermeté ces règlements, s'ils ne sont pas en état, je n'ose dire de supprimer, mais au moins de diminuer les dangers inhérents à l'hérédité syphilitique.

Cette hérédité menace directement ou indirectement l'enfant, la mère et la nourrice. Et s'il est difficile de prévenir la contamination qu'on empêche du moins qu'elle n'ait des suites pouvant porter atteinte aux générations futures.

J'ai dit plus haut quel est le nombre considérable d'individus sur lesquels nous avons trouvé le chapelet cervical caractéristique, qui nous a expliqué pourquoi il a fallu recourir à un traitement général spécifique pour avoir raison de blessures en apparences très légères. Tous ces hommes, en possession d'un germe des plus dangereux à l'état latent, ne se doutent guère des maux auxquels ils sont fatalement exposés, eux et leurs descendants, en cas de mariage. Il est certain qu'à une atteinte de *mal suspect*, ils ont appliqué des remèdes souvent insuffisants et rarement continués le temps nécessaire à une guérison complète ; on s'est contenté de *blanchir la façade* sans songer que *les fondations sont en péril*.

Lorsqu'on admet donc des malades de cette catégorie dans les hôpitaux, il serait utile, je crois, d'exiger au préalable qu'ils prissent l'engagement de ne demander l'*exéat* qu'après avoir subi un traitement assez prolongé pour en espérer un résultat sérieux.

Ce qui implique une mesure administrative importante, dans l'intérêt bien compris de la santé publique : celle de faciliter et de ne jamais entraver la prompte admission de pareils malades dans les établissements hospitaliers.

On n'entrave pas cette admission, nous dira-t-on, mais on est forcé de l'ajourner, lorsque tous les lits sont occupés. — C'est vrai — mais il n'est pas moins vrai que l'on pourra facilement obvier à cette difficulté matérielle le jour où l'on comprendra, par exemple, que dans une grande ville 50 ou 60 lits pour les hommes et 90 pour les femmes sont par trop au-dessous de ce qu'il faudrait pour la catégorie des malades en question.

Quant à la classe de ceux qui peuvent se faire soigner ailleurs qu'à l'hôpital, on ne leur fera jamais assez comprendre que si le mal est de nature à pouvoir traîner après lui une infection générale, deux ans en moyenne, de soins pris et repris à des intervalles plus ou moins rapprochés, sont nécessaires pour avoir quelque certitude d'une guérison radicale. C'est long, c'est dur, j'en conviens, mais il y a quelque chose de plus dur et de plus douloureux : c'est d'exposer à un empoisonnement inévitable de pauvres êtres qui n'ont pas demandé à venir au monde, sans parler des jeunes femmes dont on peut compromettre sérieusement la santé.

VII

Résumons, en revenant au point de départ.

La population de la France n'augmente pas dans des proportions voulues, et en pareil cas le défaut d'une progression convenable équivaut à une diminution.

Le nombre d'hommes vigoureux, propres au service militaire et aptes à supporter de grandes fatigues, diminue.

En revanche, il y a augmentation des infirmités, telles que surdité, cécité, idiotisme et folie.

Comme facteurs de ce triste état de choses, nous accusons principalement le *nicotisme*, l'*alcoolisme*, les *abus vénériens* avant l'âge viril, et la *syphilis latente* ⸱

Quelles mesures faudrait-il donc adopter pour remédier à la pente sur laquelle on glisse ?

Il est souvent facile de constater le mal, mais on se heurte vite contre la difficulté d'appliquer le remède, surtout en matière d'hygiène. Et tous les Conseils d'hygiène de France et de Navarre pourraient citer le nombre des *impedimenta* contre lesquels échouent journellement leurs meilleurs avis.

Est-ce une raison pour jeter, comme on dit vulgairement, le manche après la cognée, et se croiser les bras faute de pouvoir porter dans tous les esprits une conviction nécessaire à de pressantes réformes dans nos habitudes ? Tel n'est pas mon avis.

Les clameurs qui s'élèvent de toutes parts finiront, il faut l'espérer, par réveiller les plus endormis. J'ai sommairement indiqué une faible partie de ce qu'il faudrait faire. Que chacun se mette à l'œuvre *en fournissant l'exemple à côté du précepte* — ce qui est le plus efficace des moyens de persuasion — et l'on pourra bientôt obtenir de la statistique des renseignements meilleurs que par le passé.

CAVEANT... OMNES, PRO SALUTE GALLÆ.

APPENDICE

I

Les quelques pages que j'ajoute, comme *post-scriptum*, à la première édition, vont m'attirer, je le prévois, de mauvais compliments. Il est cependant équitable de constater que si certains abus plus particuliers à l'homme concourent à diminuer la force et la valeur du *capital humain*, la femme y a sa part, quelque faible qu'on veuille l'y voir, et personne n'osera contester que si la natalité diminue et le nombre des *athlètes* n'augmente pas, c'est qu'on ne voit presque plus de ces fortes matrones romaines desquelles on puisse attendre la régénération de l'espèce.

Il y a donc, ici, ce que l'on peut appeler un cercle vicieux, à responsabilité cependant inégale. L'homme apporte sans doute le principal contingent, à la production et à la nature de l'être qui doit lui succéder ; mais la femme en fournit le moule et les matériaux nécessaires à son développement.

Pour que les facteurs dépendant du concours de la femme agissent normalement et utilement, il faut que rien ne gêne le fonctionnement du moule, et que rien n'arrête l'apport des matériaux nécessaires au développement du produit. Or, ces deux conditions indispensables à la vigueur et à la solidité de l'organisme qui se développe, sont parfois, je n'ose dire souvent, compromises par cet archétype de tyran qu'on appelle *la mode*, à l'autel duquel on n'hésitera pas plus à immoler la santé des mères que celle des enfants ; car, braver l'opinion de la foule et persister, par exemple, dans le port d'un habillement qualifié de ridicule par cela seul qu'il n'est plus de mode — fût-il d'ailleurs commode et utile à tous les points de vue — ce serait faire preuve d'un courage sur lequel il n'est pas trop permis de compter.

On devine où nous voulons en venir ; et il nous semble déjà apercevoir, sur de nombreuses physionomies, un sourire narquois, ayant l'air de nous dire : vous pouvez continuer vos plaidoyers contre le corset, mais nous ne le condamnerons jamais à l'exil !

C'est bien possible, voire même probable. Nous n'en continuerons pas moins à poursuivre, en bonne et nombreuse compagnie, un but sérieux, capital, de l'avis de tous ceux qui possèdent quelques notions de médecine, et cela avec une persévérance qui date de loin (1).

II

Lorsqu'on parcourt les quelques pages d'histoire qui parlent plus ou moins succinctement du costume de nos pères, depuis Sidoine Apollinaire jusqu'aux auteurs modernes, il est une remarque facile à faire : en tous temps — sauf sous la première République, où la mode avait placé la taille sous les aisselles — en tous temps les costumes ont varié comme les opinions, mais constamment les femmes se sont volontairement soumises à une compres-

(1) *De la mode et de ses effets au point de vue médical,* lu en séance publique de la Société Royale de Médecine de Marseille, le 16 novembre 1845.

sion exagérée de tout le thorax, et plus particulièrement autour des fausses côtes, au point de forcer les cartilages à se recourber forcément sur eux-mêmes, ne pouvant conserver la position normale que la nature leur avait assignée.

On admet généralement que c'est à Catherine de Médicis qu'on doit plus particulièrement l'usage et l'abus qu'on a fait et qu'on fait du corset en France. Convenons qu'en présence du genre d'habillement imposé à la femme, il lui serait difficile de supporter aujourd'hui autour de la taille un nombre considérable d'*attaches* si une brassière ou première enveloppe un peu résistante, ne protégeait les parties molles contre l'action de liens nombreux et assez serrés. Toutefois, entre un corset richement *baleiné* et une brassière ou bande de toile un peu résistante et convenablement doublée, passe la même différence qu'entre la cuirasse et la tunique de nos soldats.

On nous objectera sans doute qu'il y a corset et corset ; qu'on est actuellement moins généreux en baleines et en ressorts de montres, et qu'il s'agit du reste de ne pas trop tirer sur *le lacet* ! J'affirme n'avoir jamais rencontré une victime de la mode qui, en présence même d'un accident caractéristique irrécusable, dérivant d'une forte compression de l'estomac, ait eu le courage d'avouer qu'on avait donné un tour de trop au confidentiel lacet.

III

Sans entrer cependant dans de trop minutieux détails techniques, il est bon de rappeler au sexe *aimable* — pour le différencier du sexe *barbu*, selon l'expression originale de Francisque Sarcey — que le foie, l'estomac, le pancréas, la rate, les reins, la vessie, la matrice, les ovaires et un long conduit intestinal, musculo-membraneux, d'une longueur moyenne de dix mètres, plus leur enveloppe et liens, sont logés dans l'abdomen et *casés* par la nature de façon à ce que rien ne puisse gêner leur fonctionnement réciproque. Cette grande cavité abdominale — le ventre — ne renferme pas de parties solides résistantes, sauf une partie de la colonne vertébrale, reléguée tout à fait en arrière, et les fosses côtes avec leurs cartilages assez souples et mobiles pour être promptement repliés sur eux-mêmes, dès les premières compressions.

Il résulte de cette disposition anatomique que les parois de l'abdomen, composées de parties molles, élastiques, essentiellement mobiles, peuvent être poussées sans trop d'efforts, jusqu'à faible distance des vertèbres, d'où la conséquence forcée, inévitable : déplacement de tous les organes, refoulés au-dessus ou au-dessous de la *strangulation* de la taille, perdant ainsi leurs supports normaux et par cela même la facilité d'un bon fonctionnement.

Mais parmi ces organes qu'on force à changer de place, il en est un dont le déplacement entraîne des inconvénients — pour ne pas dire des dangers — spéciaux ; et il est en effet permis de se demander à qu'elle époque antérieure à la nôtre on a vu autant de maladies tributaires de la gynécologie, et justifiables d'opérations plus ou moins graves.

Je prévois ici encore une objection. Comment se fait-il, nous dira-t-on, que la fréquence des maladies en question n'ait pas été signalée depuis longtemps, puisqu'on fait remonter le port du corset, en France, à Catherine de Médicis ?

D'abord la chirurgie spéciale a fait de tels progrès que nombre d'états pathologiques sont beaucoup mieux connues aujourd'hui, sous le double rapport étiologique et thérapeutique, qu'ils ne l'étaient à des époques antérieures à la nôtre. Il se peut aussi que le genre d'habillement prêtât moins aux inconvénients que nous signalons, mais il est surtout probable que, à part peut-être l'avantage de constitutions plus solides, on a peu à peu perfectionné, en sens inverse, une abominable machine qui a fait dire un jour, par une des femmes les plus spirituelles

que nous ayons connu, parvenue à un âge où il faut renoncer à la petitesse de la taille, tout en visant à plaire par
les grâces de l'esprit : *je me flatte,* dit-elle, *d'avoir fait
mon temps de purgatoire.*

Donc, premier résultat de la compression exagérée de la
taille : diminution de la natalité par suite d'accidents trop
fréquents et inévitables.

La compression quotidienne du thorax et les déplace-
ments d'organes qui s'en suivent ont le triste privilège de
ralentir la circulation et d'amoindrir les forces digestives
et assimilatrices. D'horizontal — sa position à peu près
normale — l'estomac prend une direction presque verti-
cale ; il entraine avec lui tout ce qui l'entoure, et force à
un changement de domicile, plusieurs organes qui se
vengent, à leur tour, en refusant à l'estomac le concours
nécessaire à de bonnes et faciles digestions

Deuxième résultat de la même cause :

Diminution si ce n'est perte de l'appétit, par suite de
malaises et souffrances pendant les digestions, pour si peu
d'aliments qu'on prenne. Congestions viscérales par suite
de gêne dans la circulation, d'où parfois formation de
tumeurs à progression dangereuse (1). Et autre conséquence enfin qui entre plus particulièrement dans la question qui nous occupe : diminution de la force et de la
vigueur des *êtres,* conçus et développés dans de pareilles
conditions de santé générale, sans même tenir compte
d'autres graves difficultés pendant les accouchements, et
des accidents trop fréquents *avant terme.*

(1) Nous pourrions hélas ! en citer quelques exemples observés
pendant notre longue carrière.

IV

Nous venons de signaler la plupart des inconvénients — on pourrait dire des dangers — inhérents à l'usage du corset. Où sont donc ses avantages ? Est-ce dans le but de redresser certaines tailles mal conformées ? On sait que même en orthopédie on est maintenant assez réservés dans l'emploi de ce système.

Est-ce pour donner plus d'élégance au corps ? Mais l'art du statuaire commande que chaque partie du corps s'harmonise avec le tout, et une taille de guêpe au-dessous de larges épaules et d'une poitrine amplement développée, jure comme un chapeau liliputien sur une grosse tête, et elle ne gagne rien en élégance, vu la saillie des hanches et l'inévitable proéminence du ventre. Qu'on ajoute à ce tableau les étouffements après les repas les moins copieux, les bouffées de chaleur qui colorent avec un excès peu gracieux les joues et le nez, et enfin certains arrêts dans des fonctions quotidiennes, qui ne rendent pas toujours le caractère fort aimable, et qu'on nous dise franchement si tout cela vaut la peine de se condamner encore vivant au *purgatoire*, selon l'expression de la femme d'esprit que nous avons citée ?

V

Mais il est temps de nous arrêter, et notre but sera atteint si nous avons pu prouver, pour être juste, que le sexe fort n'est pas seul responsable de la LENTEUR DÉSESPÉRANTE (1) avec laquelle s'accroit la population en France.

(1) Expression du *Journal Officiel*.

Il y concourt pour une très grande part à cause d'abus ou — si l'on veut — de mauvaises habitudes en pleine rupture de banc avec l'hygiène. Mais au mal signalé il y a deux coefficients quelle que modérée qu'on suppose l'influence du second.

Malheureusement, malgré tout ce que l'on a dit déjà et ce que l'on pourra dire encore et publier contre le tabac et les liqueurs, on continuera à boire et à fumer sans mesure et sans trop se gêner pour d'autres excès, de même est-il à craindre que nos élégantes jeunes femmes, sans s'arrêter au fait irrécusable que *le corset fane toutes les fleurs qu'il ne fauche pas* (1) ne consentent jamais à relâcher d'un cran le cabestan qui les sangle. Mais fais toujours ce que dois et advienne que pourra. Le savant Reveillé-Paris, traitant du même sujet dans divers articles publiés dans la *Gazette Médicale* de Paris, *il y a une quarantaine d'années*, rappelait avec autant d'à-propos que d'esprit que le peuple russe murmura à peine lorsque Pierre-le-Grand s'avisa de « dissoudre la redoutable milice « de Strelitz, mais on menaça sérieusement le czar lors-« qu'il contraignit les Russes à couper leur barbe. Il est « probable, ajoute-t-il, que c'en était fait de lui s'il avait « osé interdire aux dames russes l'usage des corps de « baleine! »

Nous n'avons pas, nous médecins, le droit et encore moins le pouvoir d'interdire telle ou telle infraction aux lois de l'hygiène. Notre mission à nous est de donner d'utiles avertissements avec le souhait de trouver enfin des sourds qui veuillent entendre.

---

(1) Lire *Tocsin des deux santés du corps et de l'âme*, par le prof. Raoux de Lausanne, livre très remarquable à plusieurs titres.

www.ingramcontent.com/pod-product-compliance
Lightning Source LLC
Chambersburg PA
CBHW050537210326
41520CB00012B/2612